Te 34
79

Monsieur Le Bibliothécaire
en Chef ou en Second du Service
d'aujourd'hui 19 9bre 1852.

Est prié de vouloir bien me faire
remettre pour en prendre connaissance
en même temps indiquer le n° d'ordre
et de Série Numérique ou se trouve
un modeste ouvrage imprimé en 39 pages
à Clermont f.. Puy-d-dome chez M.rs
J. Veyssière & Terol dont l'un m'a écrit
moi Auteur, avaient conformément
la Censure et Lois envoyé deux Exemplaires
de crainte d'amende, l'un soit au dépôt
central Rue de Richelieu, soit à
de la Bibliothèque Royal de cette époque
en juillet 1832. dont l'intitulé consiste
en Nouveaux moyens de se préserver
du Choléra Morbus spécialement
appliqué à la Salubrité des Habitation
Arts, Métiers, Manufactures.
(Vues hygiéniques nouvelles).
Mémoire présenté à la Société Médicale

De Montpellier, le 24 Mai 1832.

Envoyé à l'Académie Royale de Médecine le 25 Mai 1832.

Par Mr Beynat (Gilbert Marie) Ancien Élève interne à l'Hôtel-dieu de Clermont-ferrand, Membre de l'École pratique d'Anatomie et d'opérations Chirurgicales de la faculté de Montpellier (Hérault) Membre de la Société médicale de la même ville. etc. etc.

avec cette Épigraphe.

Talis est Sanguinis dispositio, qualis est aer quem inspiramus.

Ramazzini.

De constitutione anni 1691.

Paris

Maison Carbon Rue de l'École de Médecine N° 10.

Montpellier

Même Maison Grande Rue.

Juillet 1832.

Son Dévoué autant que très humble et respectueux serviteur Dr Beynat ex praticien en son art à Charlieu idem. ex membre du conseil m pendant la période de neuf

Années consécutives et en Chirurgien major de l'ex garde national de la cité, nous avons l'honneur d'attendre votre honorée réponse au sein du Local, ou sinon hôtel de L'Elisé Rue de Daume 3.

où nous sommes installés et praticien exerçant depuis le 17. 9bre Et notre diplôme de Docteur Légalisé en forme à la préfecture de la Seine.

Celui qui a l'honneur de vous prie les très humbles autant que respectueux hommages.

Votre serviteur

Bernad
m. nf a paris

NOUVEAU MOYEN
DE SE PRÉSERVER
DU
CHOLÉRA-MORBUS,

SPÉCIALEMENT APPLIQUÉ

A LA SALUBRITÉ DES HABITATIONS,

ARTS, MÉTIERS, MANUFACTURES,

(Vues hygiéniques nouvelles),

MÉMOIRE PRÉSENTÉ A LA SOCIÉTÉ MÉDICALE DE MONTPELLIER,
LE 24 MAI 1832,

ENVOYÉ A L'ACADÉMIE ROYALE DE MÉDECINE, LE 25 MAI 1832 ;

Par M. BEYNAT (Gilbert-Marie),

Ancien Élève interne à l'Hôtel-Dieu de Clermont-Ferrand, Membre
de l'École pratique d'Anatomie et d'opérations chirurgicales de la
Faculté de Montpellier (Hérault), Membre de la Société médicale
de la même ville, etc. etc.

« . . . . Talis est sanguinis
» dispositio , qualis est aer quem ins-
» piramus. »
RAMAZZINI,
De constitutione anni 1691.

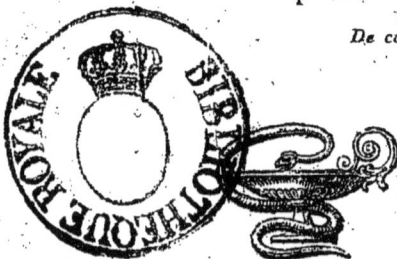

Paris,
MAISON GABON, RUE DE L'ÉCOLE DE MÉDECINE, Nº 10 ;

Montpellier,
MÊME MAISON, GRANDE-RUE.

———

JUILLET 1832.

CLERMONT, IMPRIMERIE DE J. VAISSIÈRE ET PÉROL.

NOUVEAU
MOYEN DE SE PRÉSERVER

DU

CHOLÉRA-MORBUS,

SPÉCIALEMENT APPLIQUÉ

A LA SALUBRITÉ DES HABITATIONS,

ARTS, MÉTIERS, MANUFACTURES,

(Vues hygiéniques nouvelles).

A Monsieur le Président de la Société
Médicale de Montpellier,

Et à Messieurs les Membres.

Messieurs,

Au moment où j'aspire à faire partie de la Société médicale de cette ville, j'éprouve un sentiment dont je crois devoir vous faire part.

Le sujet que j'ai l'honneur de vous soumettre est neuf, important autant qu'il me paraît utile, et cependant aucune application directe ne l'a encore sanctionné.

Il s'agit d'un nouveau moyen de se préserver du terrible fléau qui décime aujourd'hui notre belle France, et qui, du Nord au Midi, s'avance encore chaque jour avec un effroyable progrès !

Si partant, j'avais consulté mes forces, j'aurais peut-être décliné cette épreuve. Ma franchise, Messieurs, ne peut vous indisposer; elle tient à toute mon existence morale et politique, elle tient à la manière franche et libérale qui doit, il me semble, surtout dans les sciences, présider à la libre communication des idées. Mais je puise, Messieurs, une nouvelle énergie dans l'aménité de vos exercices, dans la faveur dont vous voudrez bien m'entourer, j'en suis sûr, dans l'approbation, enfin, et les encouragemens flatteurs de l'homme habile (1) autour duquel vous vous pressiez il n'y a que quelques jours, et qui lui-même, après avoir mûri mon système, m'engage à le présenter au Corps médical académique.

J'ai basé ma théorie sur des faits : ce sont aussi de nouvelles expériences que je sollicite auprès de vous, persuadé que je suis, d'avoir mis au jour l'initiative du vrai; je n'ai d'autre ambition, d'autre moteur, que celui de m'entourer encore

_____

(1) M. le professeur Delpech, qui, à son retour d'Angleterre, ouvrit un cours public sur le Choléra-Morbus.

de vos lumières et de vos conseils, pour servir e~
commun l'humanité toute entière. La faible part
que je pourrai y avoir prise, l'honneur de m'as-
séoir dans vos rangs, seront la plus douce récompense de ma pensée.

Je divise l'esquisse de mon travail :

ART. 1er Épreuves et Faits.

ART. 2e Application comme moyen préventif
a l'épidémie actuelle.

ART. 3e Application a bien d'autres circonstances dans la vie.

ARTICLE 1er.

Parmi les nombreux écrits sur le Choléra-
Morbus, il est facile de voir que la majorité des
Médecins en attribuent la cause, « soit à une
» viciation délétère particulière de l'air atmos-
» phérique, (*Anti-Contagionistes*), soit à une in-
» fection miasmatique émanant de l'individu
» déjà malade à l'individu sain. » (*Contagionistes*)
Et en effet, développement, invasion, marche, lésions organiques, définition du mal lui-
même..... Tout ne semble-t-il pas pousser à
l'idée unique d'une sorte d'intoxication miasmatique, de quelque manière qu'elle s'opère ?

Y a-t-il cependant *contagion* ou *infection ?*

Mon but n'est point, Messieurs, d'entrer dans la discussion de ces deux doctrines, alors que les hommes habiles sont loin d'être encore unanimes ; alors, il faut l'avouer, que le charlatanisme et la voix haineuse de la passion ont pris trop long-temps la place de la voix franche et directe de l'humanité !

Puissé-je avoir annoncé un procédé qui rallie ce conflit au moins oiseux des deux hypothèses, en prévenant le mal par un moyen commun applicable dans l'un ou l'autre cas.

Tout mon système consiste, « *à désinfecter,* » *pour chacun, la masse individuelle d'air qu'il* » *respire,* au moyen d'un appareil particulier. »

Avant d'énoncer d'une manière précise le mode définitif de cet appareil préservateur pour l'habitation de l'homme, il m'a paru plus urgent de consacrer par des faits ce problème qui doit lui servir de base fondamentale; savoir:

« Un gaz délétère étant donné, (*à nature con-* » *nue ou occulte*), faire vivre un animal au mi- » lieu de cette atmosphère toxique. »

Or, c'est ce que j'ai pu réaliser; et parmi les infectans les plus actifs, j'ai choisi à dessein, dans mes expériences, *l'oxide blanc d'arsenic,* dont les émanations sont si délétères, et les moindres atteintes si funestes.

« L'appareil préservateur improvisé pour expé-
» rimenter sur les animaux, se compose d'un
» cylindre en bois de 3 pouces de long sur 1 p.
» 1/2 de diamètre, destiné à soutenir deux dia-
» phragmes en éponge, lesquels sont assujétis
» eux-mêmes par des fils de fer croisés. A une
» des deux extrémités de ce cylindre, est attachée
» une pièce en cuir destinée à embrasser exac-
» tement le museau de l'animal, de telle sorte
» que l'air qu'il respirera ne puisse lui arriver
» d'autre part qu'à travers les cloisons en éponge.»

Le tissu spongieux me paraît préférable à tout
autre, soit que l'on considère l'organisation en
zig-zag de ses pores, soit parce qu'à l'aide de
l'humidité, on peut les ouvrir ou les fermer à
volonté.

Le liquide humectant n'est peut-être pas in-
différent; je me suis servi dans mes épreuves
d'eau simple. Peut-être ne serait-il pas mal encore de tasser du charbon grossièrement con-
cassé, au milieu du cylindre, dans l'espace que
laissent entre elles les deux cloisons. Cette substance offrirait ainsi le double avantage d'assainir encore l'air, au passage duquel elle ne s'op-
poserait point. Le charbon animal (1) proposé
par M. Biett, serait-il préférable à tout autre?

_____

(1) Sang, sous-carbonate de soude.

J'arrive à ce que j'ai fait :

PREMIÈRE EXPÉRIENCE.

Un lapin de 3 à 4 mois a été renfermé dans une caisse fermant aussi exactement que possible, et pouvant contenir 3 pieds cubes d'air atmosphérique.

L'animal était muni de mon appareil préservateur.

Puis j'ai déposé quelques charbons incandescens dans un angle de la caisse et versé dessus 24 grains d'arsénic en poudre. Des vapeurs blanches, alliacées se sont aussitôt élevées; alors j'ai clos l'appareil. Retiré 15 m. après, l'animal n'a pas paru avoir éprouvé *la moindre atteinte.*

Le lendemain, la contre-épreuve a eu lieu sur le même sujet, qui, *dépourvu d'appareil*, est mort une heure après avoir été retiré, y étant resté le même laps de temps.

Jusque-là, j'avais obtenu plein succès, mais je n'avais pas, toutefois, le cœur net de toute arrière-pensée.

1° L'arsénic ne me paraissait pas s'être volatilisé en totalité.

2° Le calorique dégagé des charbons ardens n'avait-il pas influé sur mon résultat ?

3° Quelle part pouvait avoir enfin le gaz acide carbonique émané des charbons eux-mêmes?

Pour trouver une solution à mon premier doute, j'ai soigneusement enlevé la couche superficielle des charbons; et, faisant une pâte de cette poudre grisâtre, j'en ai enduit quelques feuilles de salade, que j'ai données à un second lapin : il n'a pas tardé à manifester tous les symptômes d'un véritable empoisonnement et à périr.

Quant aux deux autres objections, j'ai trouvé beaucoup plus simple de mettre la substance dans un petit ballon en grès, garni d'un tube recourbé qui, par une de ses extrémités plongeât dans son intérieur, et de l'autre ferait arriver la vapeur arsénicale ou toute autre dans l'intérieur de la caisse, à travers un des flancs latéraux.

Il était facile ensuite d'opérer la volatilisation de la substance destinée à infecter l'air au milieu duquel l'animal devait être entièrement plongé, en allumant des charbons sous la cornue.

Les choses étant ainsi disposées, j'ai pris un chien d'assez forte taille, mais docile.

DEUXIÈME EXPÉRIENCE.

(Mardi 15 Mai, à neuf heures du matin.)

Demi *once* arsénic en évaporation : j'ai laissé

l'animal jusqu'à 9 heures et demie, ou 30 minutes, *muni de l'appareil.*

Retiré : la face antérieure du 1er diaphragme de l'appareil est blanchie par la déposition de la vapeur arsenicale; l'intérieur du tube préservateur n'en contient point. Aussitôt débarassé de ses liens, l'animal cherchait à s'échapper; il a mangé et continué à être très-gai tout le jour.

Le surlendemain (*jeudi 17 mai*), 48 heures après la première épreuve,

Le même animal a été soumis à l'expérience de contre-épreuve à 1 heure 10 minutes, sous toutes les mêmes conditions,

Sauf l'appareil préservateur.

Quart d'once arsenic en évaporation, laissé jusqu'à 1 heure et demie (c'est-à-dire 10 minutes de moins et moitié dose de toxique en vapeur).

L'animal extrait a présenté les symptômes suivans (sur lesquels j'insiste à dessein, pensant que le Choléra présente plusieurs traits analogues, aussi bien que bien d'autres intoxications délétères).

Bouche écumeuse, oppression de la respiration, refus d'alimens; cinq minutes après, il ne peut plus se soutenir sur ses pattes : hocquets, respiration de plus en plus difficultueuse, plaintive et diaphragmatique.

Plusieurs vomissemens ont lieu, d'abord d'a-
limens à moitié *digérés* puis *bilieux* et enfin
sero - sanguinolens ; évacuation alvines analogues : 3 heures après, convulsions, tête ren-
versée en arrière, mort.

AUTOPSIE HUIT HEURES APRÈS LA MORT.

Langue pendante hors de la geule, les replis
de la muqueuse nazale, sur ses nombreux cor-
nets, présentent des stries rouges au-dessous
d'une matière grisâtre, indubitablement arsenì-
cale : on observe ces stries dans les sinus du
larinx, la trachée-artère et tout le trajet des
principaux tubes bronchiques. Les poumons
sont crépitans partout, mais gorgés de sang
noir à leur base et au bord postérieur. Le péri-
carde contient une assez grande quantité de
sérosité. Les quatre cavités du cœur sont pleines
d'un sang noir et épais, surtout le cœur droit.
L'estomac est retiré sur lui même et présente
dans les trois quarts de sa surface interne de
nombreux replis muqueux, rouges et injectés ;
la muqueuse ne s'enlève pas toutefois avec
facilité et présente çà et là de petites mou-
chetures ulcérées qu'il eût fallu examiner à la
loupe. Le reste du tube digestif présente une
légère injection dans sa portion grêle seulement.

Les sinus cérébraux sont gorgés de sang noir ;
le cerveau n'offre aucune trace de phlegmasie,
point de sérosité dans les ventricules latéraux.
Mais, au milieu de tous ces désordres, l'organe
qui a dû le plus spécialement attirer mon attention est sans doute le système trisplanchnique :
je l'ai disséqué avec soin dans sa presque totalité ; il m'a paru sain dans ses ganglions cervi-
caux, dorsaux, lombaires et sacrés. Quant aux
renflemens *semi-lunaires* et *solaires*, je les ai
trouvés durs et fortement injectés en rouge.
(Y avait-il inflammation ? je ne puis l'assurer,
n'ayant jamais eu occasion de disséquer le grand
sympathique sur d'autres animaux de cette espèce.)

Je les ai alors détachés avec soin, voulant m'en
référer, en matière aussi délicate, à l'homme
habile qui le premier me semble avoir porté
l'œil du génie dans ce dédale nerveux, fonction-
nel et pathologique. (*M. le profes.* DELPECH.)

Nota. Je dois ici un juste tribut de recon-
naissance pour la haute considération et les
savans conseils qu'a bien voulu me donner
dans cette occasion M. le professeur Delpech.

Je ne dois pas non plus oublier M. le doyen
Dubrueil, sous les yeux duquel j'ai rappelé depuis

mes expériences en présence de mes condisciples de l'école pratique et de la faculté.

ARTICLE 2.

Si donc il m'a été possible de faire vivre des animaux mécaniquement, même au milieu d'une atmosphère empoisonnée, un moyen quelconque, fondé sur le même principe ne pourrait-il pas s'appliquer à l'homme placé dans des conjonctures analogues?

Je crois que oui, à moins de nier toute analogie expérimentale des animaux à notre espèce.

Or, ès-le cas actuel de mettre à exécution le même moyen préventif, tout est pour l'affirmative.

Soit que l'air, depuis Jessor et Calcutta jusqu'à nous, ait porté dans son sein ce ferment matériel de mort, soit enfin que la contagion ne doive, comme le pensent les contagionistes, être attribuée exclusivement qu'à la zone pestiférée qui enceint le malheureux que le mal a atteint, ou qui s'exhale encore, après qu'il n'est plus, de sa couche infectée. (J'ai dit déjà qu'il m'importait peu d'opiner pour l'une ou l'autre théorie.) Et cependant, si j'avais à articuler quelle est cette viciation de l'atmosphère, certes mon embarras serait grand, à moins de m'en-

gager, comme beaucoup, dans la voie hasar-
deuse des théories.

» On a parlé, a dit M. Broussais, d'une at-
» mosphère cholérique, mais sa *nature* ne peut
» être démontrée! » (Clinique du 18 avril, Val-
de-Grâce).

Mais, est-ce donc la première fois que nos
moyens analytiques se seraient montrés impuis-
sans? est-elle mieux connue, la *nature* du virus
syphilitique? *celle* du type intermittent? *celle* de
tant d'autres lésions à causes occultes, et contre
lesquelles on prend toutefois des moyens pré-
ventifs efficaces.

Aussi, M. Broussais (pour lequel je professe
néanmoins une haute croyance), conseille-t-il
plus loin, dans la même séance, « de ne céder,
» l'épidémie régnante, à aucunes invitations,
» à aucunes *visites*........ » tellement sont à redouter les courans insalubres que l'on pourrait
rencontrer sur son passage, ou imprudent il
serait d'aller par des *visites* respirer dans leur
sphère même d'émanation les principes du mal
et de la mort.

« Je connais, ajoute-t-il, un grand nombre de
» gens qui s'étaient préservés jusqu'à présent
» de la maladie, et qui, ayant eu le malheur de
» *céder* à une *visite* ont été le lendemain cho-

» lériques !.... et quelquefois sont morts peu
» d'heures après »!(Clinique du 19 avril).

(Voir les notes A , B , C , D.)

Tels sont les faits analogiques et d'expérience
sur lesquels je base mes moyens, dans la plus
haute croyance que l'ignorance de la nature du
principe qui fait le mal n'implique pas le rejet
du moyen qui doit préserver ou du remède qui
guérit. Or, imiterons-nous ces spléniques que la
peur d'un mal conduit en un pire, et qui s'as-
phixient avec du chlore ? ou ces autres mono-
manes qui, comme au temps de la féodalité, se
barricadent dans leurs mesquines forteresses,
ne recevant d'alimens que ce qu'on en projette
pardessus les murs, de lettres que celles sept
fois immergées dans du vinaigre ; faudrait-il
nous hérisser de baïonnettes, ou faire tonner
l'airain?

Désinfecter l'air en masse a été et est encore
l'idée dominante ; mais l'atmosphère, comme un
océan gazeux, n'est-elle pas toujours en flux et
reflux, suivant ses différens degrés de raréfaction,
et la masse d'air que l'on assainit par tous les
neutralisans possibles, n'est-elle pas déjà ba-
layée et perpétuellement remplacée par de nouveaux courans atmosphériques qui viendront

enfin porter le trouble et le germe du mal même au milieu de la désinfection épuisée ?

Faudra-t-il, enfin, comme on l'a imprimé (1) pour une ville du Midi (Montpellier), arroser quotidiennement *rues, places, traverses* et *carrefours* avec 157 muids d'eau chlorurée et couvrir ainsi tout le sol français d'une nappe désinfectante aux risques et périls de réaliser un nouveau travail d'Hercule ou de ne respirer que du chlore.

Mais il ne m'appartient point de porter un œil critique sur tout ce que le dévoûment a pu inspirer jusqu'à présent, alors que mes vues elles-mêmes ne demandent que faveur, intérêt et réflexion.

J'ai pu, comme on l'a vu, faire vivre des animaux dans le gaz le plus délétère possible, *à l'aide d'un appareil préservateur.*

Il s'agit de l'utiliser, pour l'homme, ce principe ; or, en analysant ce qui se passe, on observe :

1° L'homme vit et respire au *dehors* et dans l'*intérieur* de son habitation ; au dehors, ses affaires, ses relations extérieures l'appellent ; au dedans, ses besoins domestiques, sa famille, son repos ; et cependant l'atteinte du mal peut s'effectuer au *dedans* comme au *dehors*. J'établis à des-

(1) M. Bories, pharmacien à Montpellier.

sein cette distinction des deux manières d'être dans la vie de chacun de nous; car je conçois deux moyens *analogues*, mais *différens*, dans l'exécution, pour que chaque individu puisse être néanmoins également armé contre l'atteinte dans l'un ou l'autre cas.

1° EXISTENCE EXTÉRIEURE.

Pour l'homme qui sort, sa condition à lui est d'être en rapport avec des déplacemens successifs et indéfinis d'air atmosphérique; chacun de ces déplacemens l'impressionne à son tour, la portion d'atmosphère qu'il respire est variable en nature aussi bien que *les courans avec lesquels il est en contact perpétuel.*

Ici, Messieurs, je ne me le suis point dissimulé, ce qu'il y aurait peut-être de mieux à faire de seul rationnel même, serait aussi certainement ce qui effrayerait le plus. Entre la *mode* et la *vie*, en effet, n'a-t-on pas vu souvent par une singulière misère de notre nature, l'existence même le céder à ce despotisme de l'arbitraire! et notre pensée première, elle même, je l'avoue, est ici forcée de s'y plier, vu l'impossibilité *morale* de toute application mécanique individuelle; et cependant, je l'ai dit, l'infection est à l'extérieur comme au

2

dedans....... Sobriété, propreté, observance scru-
puleuse des lois hygiéniques, fréquentes inspira-
tions d'alkool aromatique camphré, ablutions
quotidiennes avec une légère dissolution d'eau
chlorurée; tels sont pour les relations extérieures les conseils les plus sages que l'on puisse
indiquer. Ces précautions seront surtout urgentes
pour ceux qui approchent les cholériques.

Le dévoûment, sans doute, ne doit jamais con-
naître de bornes: mais alors, plus que jamais,
l'épidémie régnante, on doit éviter d'entrer dans
la sphère d'activité des émanations cholérifères.
Un mouchoir chloruré, par exemple, sera souvent présenté à l'orifice des voies aériennes, et
la seule précaution de *détourner la tête*, comme
le conseille M. Recamier (*Recherches sur le trai-
tement du Choléra-Morbus.* — Paris. — Page 51.)
ne me paraît pas suffisante.

2° HABITATIONS. (Hygiène intérieure.)

Moyen de salubrité des Habitations.

Vous avez vu, Messieurs, qu'à l'aide d'un
moyen aussi simple que facile, des animaux ont
pu exister au milieu d'une atmosphère artificiel-
lement infectée. Ces épreuves, dont je ne connais

point d'analogues dans la science, avaient pour but spécial :

1° De confirmer un fait nouveau, dont les résultats peuvent être immenses et en médecine et dans les arts;

2° De trouver une application directe à l'assainissement des habitations dans toute épidémie miasmatique ou effluvielle. Or, une légère modification du principe me suffira, je pense, pour appuyer cette dernière assertion.

TROISIÈME EXPÉRIENCE.

Animal dépouillé de tout appareil individuel, et vivant au milieu d'un dégagement de gaz arsénieux.

J'ai établi dans la même caisse qui m'avait déjà servi à mes premières épreuves, une cloison qui séparât exactement sa capacité en deux moitiés égales, et de telle sorte, toutefois, que l'air d'un compartiment ne pût point pénétrer dans l'autre, sans un trou rond que j'ai fait pratiquer au centre de ce diaphragme. A cette ouverture a été adapté une opercule mobile, en tout semblable à l'appareil déjà décrit, improvisé pour les premières épreuves, de telle sorte, que l'air, pour circuler d'un compartiment à l'autre, eût à traverser ce même tissu *spongieux* et *humide*.

Un jeune chien a été placé libre dans un des compartimens, et l'opercule étant garnie d'éponges, il a pu vivre demi-heure malgré un énorme dégagement de gaz arsénieux (demionce). Retiré sain et sauf après ce laps de temps, il a été remis quelques heures après en expérience; mais cette fois, la libre circulation de l'air étant établie à travers le trou de la cloison, il n'a pu survivre à l'épreuve, et les mêmes symptômes d'empoisonnement se sont bientôt manifestés comme dans le cas précité.

De cette expérience, il résulte directement que le moyen le plus sûr d'assainir l'air des appartemens consiste :

1° A clore exactement toute libre circulation de l'air extérieur avec l'air intérieur, comme portes fenêtres, cheminées, si l'on n'y fait point de feu, etc., etc;

2° A encaisser en haut et en bas des croisées ou dans l'épaisseur des murs, deux cylindres préservateurs *de* 4 *à* 6 *pouces* de diamètre, à travers lesquels l'air puisse facilement se renouveler et se cribler, en quelque sorte.

L'air intérieur, moins dense, et *raréfié* par le fait seul de l'habitation, s'échappera ainsi par le

cylindre supérieur, tandis que de nouveaux courans affluens viendront le remplacer à travers
l'appareil inférieur.

Toutefois, comme le mouvement intérieur
des habitations nécessite à chaque instant l'ouverture des voies de communication, il me
paraît convenable de placer deux vases con-
tenant du chlorure de chaux en dissolution
(1 once pour 16 onces d'eau), à l'entrée de chaque porte, afin que la masse d'air qui pourrait
pénétrer avec l'individu, fût sur-le-champ désin-
fectée, s'il y avait à craindre que le germe de
l'infection ne pénétrât en même temps.

Chaque individu ainsi disposé, pourrait donc
en toute sécurité, boire, manger, se donner de
l'exercice sans la moindre appréhension, au milieu d'une atmosphère toujours renouvelée et
toujours salubre.

C'est ainsi qu'après avoir vaqué à ses affaires
au dehors, volé même sans crainte au secours
de ses concitoyens, il serait facile à quiconque de
respirer au sein de ceux qui l'entourent, un air
toujours pur, au milieu même de l'infection
extérieure.

Tel est le moyen facile, fondé sur des faits,
de se créer en quelque sorte un Palladium inac-
cessible à toute atteinte.

Il va sans dire que bien des règles hygiéniques

doivent marcher à l'appui du moyen principal
que je propose; il n'est besoin ici que de les
énumérer : je signalerai toutefois un moyen dont
on a déjà parlé, et qui me paraît le plus propre à
établir à la périphérie de chacun une atmosphère
protectrice du système cutané; il consiste à faire
des lotions à nu sur le corps avec de l'eau chlorurée, et à porter même un surtout de taffetas
ciré. C'est ainsi que les voies pulmonaires et té-
gumentaires pourraient être fermées à la contagion, soit à l'infection, c'est-à-dire les seules
voies accessibles.

ARTICLE 3.

ARTS, MÉTIERS, MANUFACTURES,

(Vues hygiéniques nouvelles.)

Mon but ne se borne pas, Messieurs, à vous
faire entrevoir l'immense utilité de ce moyen
préventif pour la terrible épidémie qui règne
actuellement ; c'est une idée que je me propose,
d'après votre approbation, de soumettre à la sa-
gesse du gouvernement. Mais combien d'autres
circonstances dans la vie n'en trouveraient-
elles pas une application directe et infiniment
utile.

Vous savez tous qu'il existe des maladies d'état, et qui enlèvent de bonne heure des malheureux qui n'ont pour toute ressource qu'une industrie souvent meurtrière :

1° Les fariniers, les boulangers, les meuniers, qui sont à chaque instant exposés à respirer avec l'air des molécules matérielles, causes les plus communes des nombreuses lésions pulmonaires que l'on n'observe que trop souvent chez ces jeunes décrépits, ne pourraient-ils pas continuer leur profession et compter encore des jours nombreux, à l'aide du même moyen préventif, alors que la médecine, impuissante à combattre un mal toujours renaissant, se voit souvent dans la cruelle alternative de les dépouiller de leur seule industrie, ou de les vouer à une mort certaine?

2° J'en dirais autant des maçons, des plâtriers, des mineurs, des peintres qui broient les couleurs, des vidangeurs, des serruriers, des polisseurs de métaux, etc. (*voir la note* E), qui sont exposés à chaque instant à respirer des molécules délétères ou métalliques, qui, une à une, parviennent enfin par des irritations successives, à opérer les lésions les plus graves sur le vaste réseau pulmonaire.

Un mal, pour être lent, n'en est-il pas moins

à redouter, et ne doit-il pas réveiller la sollicitude du vrai médecin?

3° Une gaze légère suffit à celui qui traverse
les marais Pontins pour se préserver de
l'endémie intermittente (1). Le même voile protecteur que j'annonce, ne suffirait-il pas, dans
tant d'autres localités du globe, à prévenir
toute atteinte miasmatique analogue ou effluvielle, alors que, dans mes expériences, j'ai pu
parvenir à ce résultat, de faire vivre ou mourir
à volonté des animaux dans le gaz le plus délétère possible?

4° Les corps armés ou les caravanes qui par-
courent les déserts, sont exposés à des nuées
d'un sable fin, que balaie devant soi le fou-
gueux *Simoon*, et auquel on ne peut se soustraire qu'imparfaitement, en se précipitant ventre
à terre; le même moyen ne serait-il pas applicable?

5° Ici, Messieurs, je dois quelques détails sur
la manière dont j'entends émettre de nouvelles
vues hygiéniques relatives aux arts, métiers et à
l'industrie; ce que je n'ai point cru devoir conseiller comme agent préventif extérieur pour

---

(1) Fait relaté dans le cahier de mars du *Journal de Pharmacie*,
1832.

l'épidémie actuelle (le Choléra-Morbus), je veux dire l'emploi d'un moyen préservateur individuel, ici dans les arts, ne peut manquer de trouver son application assurée; et, en effet, si des animaux ont pu vivre à travers les dégagemens gazeux les plus toxiques, pourquoi, en modifiant le même système préventif, l'homme, placé dans des conjonctures analogues, ne pourrait-il pas être mis à l'abri de toute atteinte? Et le moyen préventif le plus *direct* et le plus *sûr*, ne serait-il pas, comme mes expériences le prouvent assez, de ne permettre l'accès de l'air inspiré qu'à travers la condition *sine quâ non*, d'un tissu *spongieux* et *humide*.

Une espèce de masque de sûreté sera donc nécessaire à l'individu qu'une impérieuse nécessité force tous les jours de s'exposer à l'action délétère d'agens moléculaires de toute nature, qui vicient l'atmosphère au milieu de laquelle il se trouve forcé d'exister et de travailler. La forme, la structure, les points d'attache de cet appareil pour l'homme pourront être très-variables; mais faudra-t-il toujours que le même principe que j'ai émis en dirige la structure essentielle ou les modifications subséquentes.

L'appareil préservateur pour l'homme, tel que je le conçois (parmi les mille et une formes), se composerait:

D'un cerceau métallique flexible et matelassé, qui, prenant un point d'appui sur le dos du nez, se reploierait ensuite sur toutes les saillies et les dépressions variables de la face pour se réunir au-dessous de la symphise du menton; une articulation mobile se trouverait à la hauteur des commissures des lèvres pour permettre à la bouche de prendre ses dimensions variables.

A ce cerceau serait adhérente une bande en cuir, destinée à soutenir les deux grillages métalliques entre lesquels seraient engagées la lame spongieuse préservatrice, ou même deux ou trois cloisons (M. le professeur Delpech, de Montpellier, pense qu'une toile métallique fine suffirait; je n'ai point fait d'expérience qui confirme cette opinion.)

Des liens pourraient ensuite facilement fixer l'appareil en haut et en bas de la tête et du col.

C'est ainsi qu'un voile protecteur pourrait être dans nombre de circonstances, facilement tendu au-devant des orifices supérieurs des voies aériennes, et la *simplicité* unie à la *sûreté*.

Toutefois, il est important d'ajouter que des modifications diverses devront être adaptées à l'appareil préservateur, suivant la *nature* des principes délétères que l'on aura à combattre. Par exemple :

A. Molécules métalliques ou matérielles non *neutralisables* ni *décomposables*.

Le tissu spongieux sera seulement humecté d'eau simple.

B. Molécules miasmatiques, effluvielles, hydrogénées, *neutralisables.*

Eau chlorurée.

C. Agens gazeux combinés, mais *décomposables.*

En thèse générale, il faudra que l'air inspiré soit filtré à travers un tissu perméable et imbibé d'une dissolution en rapport avec la nature du principe délétère à décomposer.

Par exemple :

1° Hydrogène sulfuré, 2° id. arsénié;
3° Acide carbonique des mines, etc., etc.

Dans les deux premiers cas, il suffira d'imbiber d'une dissolution forte de carbonate de soude les cloisons spongieuses de l'appareil, et même pour plus de sûreté, placer entre les deux cloisons préservatrices un bourdonnet de coton humecté du même liquide décomposant.

5° Pour l'acide carbonique, il suffira de prendre également une forte dissolution de protoxide de potassium (mais se servir de bourre de lin). En parcourant ainsi la nature des différens gaz délétères, et leur constitution chimique, il sera facile d'employer contre chacun d'eux un neutralisant spécial; et par ce moyen, on pourra arriver à cet important résultat, de pouvoir exciter non-seulement dans le gaz arsénieux, comme j'en ai prouvé la possibilité, mais encore dans tout autre milieu délétère, ce qui pour les sciences industrielles, je le rappelle, sera d'une utilité immense. *(Voir la note E)*.

Je termine, Messieurs, cette énumération qui deviendrait trop fastidieuse, par une dernière application qui ne saurait passer inaperçue au milieu d'un sujet aussi important :

En Bohême, en Hesse, en Allemagne et en Russie, existent les principales fabriques d'*oxide blanc d'arsénic*; c'est du cobalt-arsénical, des arséniates de fer et de cuivre surtout qu'on le retire. La *gangue* qui recèle l'arsénic, est lavée et grillée dans des fournaux particuliers, où la substance arsénicale qui se sépare à l'aide du calorique, se sublime et se condense.

Cette opération est si dangereuse, que les ouvriers employés à ces fabriques sont tous des condamnés à des réclusions infamantes, ou des forçats, et qui périssent presque tous dans un travail aussi dangereux faute de prendre des précautions nécessaires. Je pourrais en dire autant des ouvriers qui travaillent le plomb, le mercure, le cuivre, l'antimoine, etc.....

Or, il n'entre pas, Messieurs, dans l'esprit

de lois civilisées, de punir d'*empoisonnement*
quiconque peut être sujet, dans l'intérêt commun, à une séquestration momentanée du reste
de la société.

Si la loi doit protection à tous, ne la doit-
elle pas surtout à celui qu'elle tend à améliorer
en le punissant. Le moyen préventif que j'ai
l'honneur de vous soumettre, Messieurs, ne de-
vrait-il pas entrer dans l'esprit de tout gouvernement qui, obligé de sévir matériellement, ne
peut sans crime aggraver encore le faisceau légal
sous l'apparence illusoire d'une simple peine af-
flictive temporaire.

Que celui que les lois sociales réprouvent soit
séparé de la société, qu'il trouve dans l'enceinte
de sa réclusion *conseils*, *vie* et *travail*, rien n'est
plus moral, et c'est peut-être le moyen de parvenir à son amélioration sociale en lui faisant
éviter tous les mauvais conseils d'une oisiveté
forcée.

Que ce travail ne dépasse point ses forces,
mais surtout, loin de nous, du progrès vers lequel nous marchons, la barbare association d'un
code qui punit pour régénérer, et d'un labeur
où l'on puise la mort.

Telles sont, Messieurs, les considérations que
j'ai l'honneur de vous soumettre, dans l'intérêt
de la science et de l'humanité toute entière.

Je croirais avoir fait beaucoup si je puis avoir mérité votre bienveillance et sollicité de nouvelles épreuves, car tel est uniquement mon but. Et en effet, Messieurs, loin de mon inexpérience encore, l'idée de l'absolutisme; j'émets des faits nouveaux, dont je crois par analogie les résultats immenses; à vous, Messieurs, aux corps savans à en instruire, aux corps gouvernans, en qui la force active, à en conseiller l'usage... Telle serait pour moi la plus douce récompense de ma pensée !

BEYNAT,
DE COLLOMBIER (Allier.)

SOCIÉTÉ MÉDICALE

DE MONTPELLIER.

—◦—

SOCIÉTÉ MÉDICALE.

(Présidence de M. Caizergues.)

Séance du 24 mai 1832.

Extrait des Registres de la Société médicale de Montpellier.

—◦◦◦—

L'ordre du jour fut la lecture d'un mémoire de M. Beynat Gilbert-Marie, de Collombier (Allier), ancien élève interne à l'Hôtel-Dieu de Clermont-Ferrand, *sur un nouveau moyen de se préserver du Choléra - Morbus.* — Après quelques considérations générales sur la marche, les symptômes, les effets funestes de la maladie, l'auteur en rapporte la cause

et la propagation rapide à une altération de l'air, in-
connue dans sa nature, mais manifestée dans ses
effets. — D'après ce principe, le moyen qui tendrait
à purifier l'air, à le faire parvenir aux organes de la
respiration, purgé de tout principe hétérogène, de-
vrait être un sûr préservatif contre le choléra. — Le
génie inventeur de M. Beynat lui a suggéré l'idée
d'un instrument simple et commode qu'il dépose sur
les bureaux de la société, et au moyen duquel il a
pu faire vivre des animaux soumis à ses expériences
au milieu des gaz les plus éminemment toxiques.

La société paye au zèle philantropique du candidat
son juste tribut d'éloges, le reçoit au nombre de ses
membres, désire que des expériences ultérieures sanc-
tionnent l'utilité de son ingénieuse invention.

Signé ROUHAUD, *Secrétaire-Général.*

EXTRAIT DU COURRIER DU MIDI,

JOURNAL DE L'HÉRAULT.

N° 69. — *Samedi 9 Juin* 1832.

ARTICLE SCIENCES MÉDICALES.

Moyen nouveau de se préserver du Choléra-Morbus.

Lorsqu'un mal inconnu vient fondre sur nous, sans
qu'il soit possible d'apprécier sa nature, lorsque la

physique et la chimie elles-mêmes sont impuissantes pour nous révéler son essence et pour dire ses causes; lorsque les médecins se voient réduits au vague d'un empirisme obscur ou d'une inertie désolante, il y a là quelque chose de triste et de désespérant, bien capable d'abattre le courage, mais qui ne saurait étouffer le dévoûment, qui ne saurait ralentir l'enthousiasme de la science et le désir ardent de trouver par tous les efforts possibles, soit le remède qui guérit, soit le moyen qui préserve.

A force d'étudier la nature, on surprend souvent quelques-uns de ses arcanes ; aussi ce grand livre doit-il être sans cesse ouvert, sans cesse présent aux yeux des observateurs.

Parmi la foule de jeunes gens studieux et instruits qui, placés loin du théâtre du mal, ont cependant fait des recherches philantropiques pour trouver un préservatif au Choléra-Morbus, nous citerons M. Beynat, notre ami et notre camarade, ancien élève interne de l'Hôtel-Dieu de Clermont-Ferrand.

Nous allons donner une courte analyse du Mémoire remarquable qui vient d'être envoyé à l'Académie Royale de médecine, et qui a déjà mérité à l'auteur non seulement l'approbation flatteuse du professeur Delpech, mais encore celle de la Société médicale de notre ville, et l'honneur de prendre place dans son sein.

M. Beynat, en commençant, passe en revue les différens systèmes *rationnels* ou *théoriques* émis jus-

3

qu'à présent sur les causes probables du Choléra-Morbus.

Après une polémique très-judicieuse, il n'accuse que l'air, soit qu'il le considère comme agent *vicié* par lui-même, soit qu'il le regarde comme agent *véhicule* de principes délétères. Dans cette croyance, qui est aussi la nôtre, l'auteur a été conduit à chercher un moyen qui pût donner à l'homme plongé dans une atmosphère impure, la somme d'air vital nécessaire à son existence.

Le problème à résoudre était celui-ci : « Désin-
» fecter pour chacun la masse individuelle d'air qu'il
» respire, au moyen d'un appareil particulier. »

Des idées théoriques ne suffisaient pas pour atteindre ce but, il fallait des faits, des expériences; eh bien! des faits ont été mis au jour; des expériences multipliées, dont j'ai été témoin, ont été faites, et M. Beynat, à l'aide d'un moyen particulier très ingénieux qu'il décrit dans son Mémoire, est parvenu à faire vivre ou mourir à volonté des animaux, même au milieu des dégagemens gazeux les plus délétères.

De ces faits, l'auteur, en jugeant par analogie, a pensé avec raison qu'on pourrait retirer une utilité immense du même moyen préservateur appliqué à l'homme placé par nécessité dans des circonstances tout-à-fait semblables. Aussi espère-t-il préserver de toute contagion et de tout mal les personnes qui vivent dans une atmosphère cholérique. Ici, nous devons le dire, le succès couronnera-t-il le talent, l'heureuse découverte et les vues philantropiques de l'auteur.....!

Le travail de M. Beynat va passer au creuset de la
science. Mais, honneur à lui toujours ! car si son
préservatif était impuissant contre le Choléra, ce qui
ne peut être démontré que par l'application directe
du moyen, il est avéré qu'il sera d'une utilité immense dans beaucoup d'autres circonstances, où l'art
ne pouvant combattre avec succès un mal toujours
renaissant, condamne souvent l'ouvrier malheureux
à abréger ses jours ou à perdre sa seule industrie.

Ainsi, les meuniers, les boulangers, les mineurs,
les fabricans de certains produits chimiques, les plâtriers, les peintres qui broient les couleurs, les vidangeurs, les polisseurs de métaux, etc.... etc..., et tous
ceux enfin qui, par état, peuvent être exposés à
respirer des émanations toxiques ou délétères, pourront être garantis, préservés par un appareil aussi
simple qu'il sera utile.

Telle est l'analyse succinte du précieux Mémoire
que M. Beynat vient d'envoyer à l'Académie, et qui
ne saurait trop, il nous semble, mériter l'attention
des corps savans, et réveiller la sollicitude d'un gouvernement qui s'occuperait de l'amélioration morale
et physique du peuple.

L. B. , un des rédacteurs du *Courrier du Midi.*

Attestation de M. le Doyen de la Faculté de Montpellier.

Nous, doyen de la faculté de médecine de Montpellier, chevalier de la Légion-d'Honneur, assurons que les expériences énoncées dans le Mémoire intitulé : *Nouveau moyen de se préserver du Choléra-Morbus,* par M. Beynat, ancien élève interne à l'Hôtel-Dieu de Clermont-Ferrand, ont été faites, dans les amphithéâtres de la faculté, devant nous et en présence d'un grand nombre d'élèves ; en conséquence, je les certifie vraies, et me plais à reconnaître leur importance et l'utilité grande qu'elles peuvent avoir, appliquées au fléau terrible qui désole une partie de la France.

Signé DUBRUEIL, *Doyen.*

NOTES.

A — « Pour ma part, je me sens porté à admettre
» des influences atmosphériques inconnues qui pré-
» parent insensiblement le corps des hommes et des
» animaux au Choléra, et que toutes les grandes
» perturbations de l'économie peuvent lui servir
» chez l'homme de causes déterminantes. » (M. Broussais, analyse de son *Traité sur le Choléra-Morbus*,
extrait de l'*Européen*. Tome 2, n° 28, année 1832).

B. — Il est difficile de reconnaître la cause du
Choléra, voyageant comme un *météore délétère*....
Dès les premiers jours de l'apparition de cette maladie, j'avais été frappé, auprès de certains malades,
d'une *odeur particulière et comme métallique*, et d'un
sentiment de sécheresse à la bouche pendant la visite de
l'Hôpital. Le 9 avril, à ma visite du soir, je m'appro-
chai d'une femme cholérique au dernier degré de
la période bleue, placée au n° 44 de la salle St.-Paul.
La peau était froide et humectée d'une sueur qui
présentait au *maximum*, ainsi que son haleine,
l'*odeur spéciale dont j'ai déjà parlé*. Pendant que
j'interrogeais cette malade, placé vis-à-vis d'elle, je
sentis ma bouche se dessécher exactement comme si
je me fusse gargarisé avec une solution de sulfate de
fer ; cette sécheresse persista pendant plus d'une

demi-heure et ne cessa qu'après que j'eus craché à
diverses reprises.

(M. Recamier éprouva ensuite tous les premiers
symptômes du Choléra, et reçut les soins de MM. les
docteurs Cayol, Masson de Kerloy, Simon de Lhuys
et M. Wolowski, premier médecin du quartier-gé-
néral de l'armée polonaise). (*Revue Médicale*, cahier de mars 1832.—RECAMIER, *Recherches sur le trai-
tement du Choléra-Morbus*, pag. 48).

C. — *Idem*, pag. 51.

M. Padioleau ayant saigné un cholérique dans la
même période que celle qui m'a infecté, et *ayant
respiré* à plusieurs reprises *la vapeur* de l'haleine
du malade pendant plus d'une heure qu'il passa près
de lui, éprouva en sortant, quoiqu'il eût eu soin de
ne pas avaler sa salive, des borborygmes, un ma-
laise insolite avec faiblesse des jambes, sans sécheresse de la bouche, et eut deux selles liquides... etc...
Je pourrais citer un grand nombre d'autres jeunes
confrères et de personnes qui ont éprouvé *les mêmes
accidens et dans les mêmes circonstances*. M. le docteur *Trousseau*, M. *Bonnet*, interne des salles dont
je suis chargé, tous les *externes*, à l'exception d'un
seul ; la supérieure que j'avais quittée à la visite du
soir, et que je trouvai morte le lendemain ; une infir-
mière, jeune, forte et robuste, qui l'accompagnait et
qui se trouva dans un état désespéré dès le lendemain
matin. (RECAMIER, opuscule cité).

D. — Enfin, le Choléra tient à des *causes miasma-tiques*, et à l'oubli des lois hygiéniques. (*Du Cho-léra-Morbus de Pologne*, par M. Foy, avec planche coloriée. 1832. Pag. 41).

E. — Art. 3.

Je me propose de faire de nouvelles recherches sur cette importante partie de ce travail, mais on conçoit très - bien d'avance de quel incalculable avantage serait l'application de ce dernier moyen; par exemple, dans le but de se soustraire au gaz méphitique des mines. (Gaz acide carbonique). Ne pourrait-on par ce moyen que gagner 20 minutes, combien ce temps ne serait-il pas souvent précieux pour aller à la recherche de nombre d'ouvriers qui tous les jours restent abandonnés, ensevelis sous des travaux infectés au milieu d'une atmosphère jusque-là inabordable.

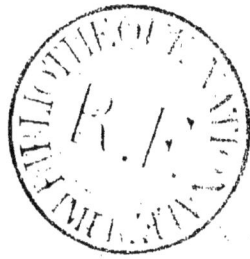

www.ingramcontent.com/pod-product-compliance
Lightning Source LLC
Chambersburg PA
CBHW071431200326
41520CB00014B/3655